CHIMIE MÉDICALE

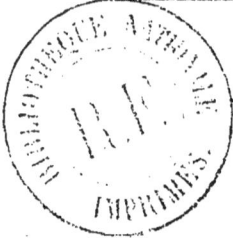

SUR L'ALTÉRATION DU SANG

DANS LA FIÈVRE JAUNE

Par M. le Dr CHASSANIOL

Chirurgien-Major au 1er Régiment d'Infanterie de la Marine
à la Basse-Terre (Guadeloupe) 1853.

1re partie

BREST

TYPOGRAPHIE ET LITHOGRAPHIE GADREAU, RUE DE SIAM, 99

1882

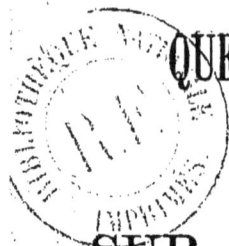

QUELQUES CONSIDÉRATIONS

ET PROPOSITIONS

SUR LA FIEVRE JAUNE

Voici le point de départ de mes observations, qui sont encore aujourd'hui d'une certaine valeur, malgré, devrai-je le dire, tous les travaux récents sur l'étiologie de la fièvre jaune, attendu que les nouvelles recherches cadavériques que je viens de faire au Sénégal, ainsi que les analyses du sang et des urines, analyses que je dois à M. Louvet, pharmacien de 1re classe, prouvent que l'altération du sang par l'urée pourrait être une vérité.

Enfin, le récent travail analytique de M. Décoreis confirme pleinement mes premières assertions ; et, j'ose espérer qu'après l'exposition critique des divers traitements, j'arriverai à une déduction raisonnée basée sur des chiffres.

CHIMIE MÉDICALE

SUR L'ALTÉRATION DU SANG

DANS LA FIÈVRE JAUNE

Par M. le Dr CHASSANIOL

Chirurgien-Major au 1er Régiment d'Infanterie de la Marine
à la Basse-Terre (Guadeloupe) 1853,

Appelé, par mes fonctions de chirurgien-major, à donner mes soins, aux familles des officiers de toute la garnison, j'ai cru de mon devoir, en présence de la fièvre jaune qui sévissait sur nos jeunes soldats, de suivre avec attention les différents modes de traitement opposés à ce terrible fléau. Combien de médications, paraissant tout d'abord contradictoires, n'ai-je pas vu employer depuis l'épidémie de 1828, épo-époque de mon premier séjour aux Antilles, comme chirurgien de la corvette l'*Orythie*, jusqu'à mon retour en 1853. Ayant enfin fait choix d'une médication dans ce véritable dédale, au premier signe de fièvre jaune, une et souvent deux saignées dans 24 heures, afin de marcher dans le sens de ma pensée, c'est-à-dire comme moyen rationnel d'éliminer une partie de la matière toxique, puis les diurétiques, les purgatifs salins et enfin les toniques astringents, quinquina intus et extra en bains prolongés, puis la série des astringents végétaux et minéraux, je suis persuadé que l'on pourrait donner le perchlorure de fer à des doses bien plus élevées et cela avec avantage. Lorsque nous ferons l'exposé critique des divers traitements, nous dirons combien le salicylate de soude à haute dose a été funeste. Enfin, j'ai cherché dès lors à m'expliquer comment ce mode de traitement pouvait rendre compte des avantages qu'on en retirait.

Voici, en quelques mots, le point de départ de mon hypothèse : les signes observés dans cette pyrexie sont, pour tous les médecins, de nature à se partager en deux périodes bien tranchées ; l'une, que j'appellerai de réaction contre l'agent délétère à l'état latent dans l'air atmosphérique ; l'autre de dissolution du fluide sanguin par un agent toxique puisé dans l'économie. Or la médication, dans cette seconde période, est essentiellement tonique et fébrifuge ; si nous ajoutons qu'il est impossible qu'elle ne soit pas antiseptique, nous aurons l'explication de son efficacité au point de vue de notre hypothèse.

Continuant notre raisonnement, nous avons dû rechercher si la chûte de la première période à la seconde n'était pas le résultat du passage et du séjour prolongé d'un agent toxique provenant de la sécrétion urinaire, car il est d'observation constante que, dans la seconde période de la fièvre jaune, cette importante sécrétion est considérablement diminuée.

Nous avons de suite pensé à l'urée et recherché si ce principe se trouvait dans le sang en quantité notable ; nous avons dû en même temps constater son absence dans l'urine.

Ayant fait part de cette manière de voir à notre confrère M. Walter, nous demandâmes l'autorisation de nous adjoindre M. Vardon, pharmacien de la marine, et M. Huard, chirurgien de 3ᵉ classe de la marine, digne d'éloges pour le zèle et l'intelligence dont il a fait preuve dans nos recherches nécroscopiques.

Recherche de la quantité d'urée contenue dans les urines et dans le sang des sujets atteints de fièvre jaune. (Par M. VARDON, pharmacien de la marine.)

Urine recueillie sur le cadavre vingt-quatre heures après la mort. — 200 grammes d'urine ont été évaporés au bain-marie jusqu'à consistance sirupeuse. Cette masse, reprise par l'alcool et filtrée, a également été évaporée en consistance de sirop. La liqueur sirupeuse, traitée par l'acide azotique, a donné de l'azotate d'urée qui a été recueilli sur un filtre taré. Après avoir été lavé, il a été exprimé entre des doubles de papier Joseph, puis séché et pesé. D'après le poids de l'azotate, la quantité d'urée a été trouvée de 1.90.

Cette urine contenait en outre 0.45 pour 100 d'albumine. Aucune trace d'acide urique n'a été dénotée.

Sang du même sujet recueilli à l'autopsie. — 200 grammes de sérum ont été évaporés au bain-marie jusqu'à siccité. Cette masse a ensuite été broyée dans un mortier, puis traitée par l'alcool, lequel en a précipité presque toute l'albumine. La liqueur alcoolique, séparée par le filtre du coagulum albumineux, 'a été chauffée à la température de l'ébullition, filtrée afin de séparer une nouvelle quantité d'albumine, qu'une trop forte proportion d'alcool avait tenue en solution, et enfin évaporée en consistance sirupeuse. Cette liqueur sirupeuse a été délayée dans un peu d'alcool, puis soumise à l'ébullition. Une nouvelle quantité d'albumine s'est encore séparée. Cette dernière solution alcoolique, privée enfin d'albumine, a été filtrée et évaporée au bain-marie en consistance de sirop. Ce sirop, refroidi, a été traité par l'acide azotique, et il s'est formé de l'azotate d'urée. Nous l'avons dissous dans l'eau et fait cristalliser. La quantité que nous avons obtenue a été très-sensible.

En présence d'un pareil résultat, nous avons eu à cœur de faire d'autres essais, afin de déterminer le plus exactement possible la quantité d'urée contenue dans le sang et la diminution sensible de cette substance dans les urines. De nombreuses autopsies faites par MM. Chassaniol, chirurgien de 1re classe, et Huard, chirurgien de 3e classe, nous en ont fourni les moyens.

Urine recueillie sur le cadavre quelques heures après la mort. — 15 grammes d'urine ont été soumis à l'analyse et nous ont donné 0.08 d'urée, 0.50 d'albumine ; aucune trace d'acide urique.

Sang du même sujet pris dans le cœur. — 50 grammes de sang ont donné 0.21 d'urée.

D'autres essais ont encore été faits, et nous avons obtenu à peu près les mêmes résultats.

Enfin, nous avons fait une dernière analyse d'urines recueillies à la première période de la maladie et quelques heures après la mort.

L'urine de la première nous a donné pour 80 grammes :

Eau........................ 76.08
Urée....................... 2.64
Albumine................... 0.40
Acide urique............... 0.08
Phosphates terreux, sulfates.....
Phosphates et chlorures alcalins. 0.80
_____
80.00

Vingt grammes d'urine recueillis peu de temps après la mort ont fourni :

Urée........... Traces.
Albumine....... 0.50
Acide urique.... Pas de traces.

Nous avons en même temps recherché la présence de l'urée dans le sang du même sujet, et sur 60 grammes de sérum recueillis dans le cœur, à l'autopsie nous avons trouvé 0.29 d'urée.

Ces résultats font voir combien est sensible la diminution de l'urée contenue dans les urines, et combien est grande la quantité de cette substance dans le sang. Nous pensons même que tout le sang que nous avons examiné doit contenir une plus grande proportion d'urée, et que la quantité qui a échappé à notre investigation s'est trouvée probablement dérobée par l'albumine qui, en raison de sa coagulation, a dû en empêcher la séparation complète.

J'ajouterai que l'urée dans le sang doit virtuellement passer à l'état de carbonate d'ammoniaque en prenant un atome d'eau, et comme nous savons que ce sel dissout les globules, nous avons alors la presque certitude que les hémorrhagies sont dues à sa présence dans le fluide sanguin, et non comme Crévaux le veut, dû à l'érosion des vaisseaux capillaires de là muqueuse stomacale.

Je crois devoir faire suivre l'annotation du traducteur de Griesinger, par M. lè docteur Vallin.

« La science ne possède encore, sur la quantité d'urée contenue dans le sang, que les analyses de M. le pharmacien de la marine Vardon, mentionnées par M. Chassaniol, dans une note à l'Académie des sciences (*Comptes-rendus* 1853, *p.* 907). Ces analyses sont malheureusement très-sommaires; elles consistent dans le traitement du sérum du sang par l'acide azotique qui transforme l'urée en nitrate d'urée insoluble : on calcule la quantité d'urée par le poids du dépôt insoluble. En rapportant à 1,000 grammes de sérum les quantités indiquées par les diverses analyses, on trouve que dans un cas de fièvre jaune, le sérum du sang recueilli sur le cadavre contenait 4 gr. 80 d'urée pour 1,000, et dans un autre cas 4 gr. 20. Le chiffre normal étant 0 gr. 18 d'urée pour 1,000 grammes de sang, la différence est énorme. Elle serait inadmissible, si Chalvet n'avait montré qu'on trouve parfois jusqu'à 4 grammes d'urée pour 1,000 dans le sang des cholériques. L'accumulation d'urée dans le sang ne paraît être, d'ailleurs, dans la fièvre jaune comme dans le choléra, que la conséquence de la suppression de la sécrétion urinaire ; l'urée s'accumule parce qu'elle n'est pas éliminée, sa production n'est probablement pas augmentée. »

Si nous poursuivons, nous trouvons dans des travaux très-récents, la confirmation de l'opinion émise qu'il existe dans le sang des personnes atteintes de la fièvre jaune, des quantités considérables d'urée, ou plutôt de carbonate d'ammoniaque, formation qui a toujours lieu à l'aide de quelques atomes d'eau.

Je crois devoir maintenant transcrire entièrement les dernières analyses que je dois à l'obligeance de M. Louvet, pharmacien de 1re classe de la marine, au Sénégal, auquel j'apportais immédiatement le sang et l'urine recueillis à l'autopsie, bien qu'elles ne paraissent pas favorables à mes recherches, ce qui trouve son explication par la longue durée de la maladie qui permet le rétablissement de la fonction urinaire, fait constant à la fin des épidémies, la mort arrive dans la plupart des cas par une maladie intercurrente.

Voici cette lettre, reçue le jour de mon départ de Saint-Louis :

Mon cher Monsieur Chassaniol,

« Je vous envoie, ainsi que je vous l'ai promis, le relevé des principales expériences que j'ai exécutées sur les liquides d'autopsie que vous m'avez adressés à mon laboratoire.

« 1º Un homme mort de fièvre bilieuse non hématurique, le surlendemain, je crois, de notre arrivée.

« Vous ne m'avez fait porter que l'urine qui était à peu près normale quant à l'urée, et qui s'est trouvée à peu près également biliphéïque et *hémaphéïque*;

2

« 2° Lainé, caporal, 13 jours de maladie :

   « Urine (post-mortem)..... 14 gr. d'urée (1).

   « Sang................... traces.

« Hémaphéïsme (2) extrêmement prononcé.

« 3° Autopsie de Vuilliet (fin septembre) :

   « Urine.......... 16 grammes d'urée (3).

   « Sang........... 0 gr. 05 pour 1.000.

« Les liquides d'autopsie de ce sous-officier étaient beaucoup plus biliphéïques qu'hémaphéïques.

« Les hématies étaient décolorées, d'un volume considérable, non empilées en disques, moitié conservées, moitié déformées ;

« 4° Autopsie du cuisinier de l'*Ecureuil* (4 octobre, accès pernicieux à forme comateuse) :

   « Urine...... 9 gr. 20 d'urée par 1000.

   « Sang......., 0   154   idem.

« Matière noire trouvée dans l'estomac, formée de sang décomposé et de débris énormes de muqueuse stomacale. Il en a été apporté une centaine de grammes qui contenaient en réalité 0 gr. 066 d'urée pour les 100 grammes.

(1) Je ferai remarquer que cet homme est mort alors qu'on le voyait, avec raison, en convalescence, ce qui justifie les 14 gr. d'urée dans l'urine.

(2) La théorie de l'altération des globules du sang par les pigments ne pouvant que confirmer mes recherches, je crois devoir laisser les mots hémaphéïsme dont il sera question au mot ictère.

(3) De même dans ces quatre cas.

« Les hématies n'offraient d'anormal que la déformation du plus grand nombre. Il a été vu des vibrions et des bactérium.

5° Disciplinaire Julienne (très-beau cas de fièvre jaune, autopsie du 12 octobre), sept jours de maladie.

« Urine.......... 6 gr. urée par litre.
« Sang.......... 0 gr. 933 par 1.000.

« Magma pour ainsi dire informe de globules très-colorées, à volume normal, sans contours, sans piles — quelques muriformes. Il a été impossible, après une heure au moins de recherches, d'y découvrir le moindre organisme parasitaire (grossissement seulement de 700).

« 6° M. Levaillant, officier. (Cas très-classiques aussi de fièvre jaune, autopsie du 15 octobre), cinq jours de maladie seulement.

« Urine..... 5 gr. 50 d'urée par 1.000.
« Sang...... 3   idem.
« Vomito... 10 gr. 18   idem.

« Voilà un beau cas, ainsi que celui de Julienne, d'intoxication uréique. Du reste, vous trouverez aussi dans le travail de M. Decoréis, matière à démontrer votre proposition au sujet de l'urée.

« Les hématies étaient pourtant tout-à-fait empilées, et médiocrement déformées. Le sang contenait quelques vibrions et bactéries.

« Comme dans le cas de Julienne, l'hémaphéisme et la fibrinurie augmentaient progressivement au point que j'ai pu me servir de ces caractères (*ante mortem*) pour pronostiquer une terminaison fatale.

« Je regrette beaucoup, mon cher Monsieur Chassaniol, que mon état de santé actuel ne me permette pas de vous donner de plus amples développements. Je crois d'ailleurs vous avoir indiqué les plus importants des résultats obtenus au laboratoire.

« Veuillez croire à mes sentiments les plus respectueux.

» Votre bien dévoué,

» Signé : A. LOUVET. »

Suivant le conseil de M. Louvet, et après avoir pris connaissance des belles recherches chimiques sur la fièvre jaune, par M. Decoréis, je crois devoir les transcrire presque in-extenso, bien convaincu que ce travail sera souvent consulté, avec avantage, par les médecins qui feront des études sérieuses sur le typhus ictérode.

Recherches chimiques sur la fièvre jaune pendant l'épidémie qui a régné à Saint-Pierre (Martinique) du mois d'août 1880 au mois de février 1881. (Par M. G. DECOREIS, pharmacien de la marine, pharmacien universitaire de première classe.)

« Lorsque la fièvre jaune éclata à Saint-Pierre, au mois d'août 1880, je me proposai de rechercher, dans les organes et les humeurs des individus frappés par le fléau, certains corps dont la présence ou la quantité est souvent anormale. C'est le résultat de ces analyses que je vais exposer dans ce petit travail ; je le livre à la critique de mes collègues, et je fais des vœux pour qu'il atteigne le but que je me suis proposé : celui d'être utile.

« *Cerveau.* — Dans les autopsies faites à l'amphithéâtre de l'hôpital militaire de Saint-Pierre, la boîte crâ

nienne ne fut ouverte que deux fois. J'ai fait deux
analyses de la substance cérébrale, m'appliquant surtout à doser l'urée.

« Dans la première analyse, le poids de l'urée est de
0 gr.,97 pour 1,000 gr. de cerveau ; dans la seconde,
il n'a été que de 0 gr.,85 pour 100. Cette quantité est
forte, si nous considérons que le cerveau normal ne
contient que des traces de ce diamide carbonique et
que même certains savants en ont contesté l'existence.

« *Cœur.* — Le cœur est d'un jaune pâle ; il est mou,
flasque, graissant le scalpel. Les deux analyses suivantes révèlent d'ailleurs la dégénérescence graisseuse
de la fibre cardiaque.

« La première analyse m'a donné 13 gr.,70 de graisse
pour 100 de cœur sec. Ce cœur provenait d'un sujet
jeune et vigoureux ; la deuxième analyse m'a donné
12 gr.,02 de graisse toujours pour 100 du muscle du
cœur sec. Cette fois, le sujet était d'une constitution
faible.

« La substance grasse n'est pas le seul corps dont j'ai
constaté l'augmentation dans le muscle, j'y ai également
trouvé de l'urée. Deux dosages de cet amide
faits sur les cœurs précédents ont donné comme résultat :

« Premier dosage...... 1 gr. 11 d'urée pour 1,000
« Deuxième dosage.... 1 32 idem.

« *Sang* (1). — La couleur et l'odeur du sang ne présentent rien de particulier. Sa réaction est alcaline
avant comme après la mort. La coagulation semble se

(1) Les analyses suivantes ont été faites sur du sang recueilli à
l'autopsie.

faire d'une manière plus lente, et le caillot formé est peu résistant et comparable à de la gelée. Ce phénomène de rétraction dure environ 36 heures, et le sérum obtenu est coloré en rouge comme on l'a toujours constaté.

« Examiné au microscope, j'y ai toujours trouvé un assez grand nombre d'hématies déformées.

« L'analyse chimique m'a montré :

« *Diminution des globules et de la fibrine ;*

« *Augmentation des graisses et des matières extractives.*

« Quant à l'albumine, une fois il m'a été donné d'en constater l'augmentation, une autre fois elle se présentait en quantité à peu près normale.

« Enfin, j'ai trouvé, dans trois analyses, une quantité considérable d'urée et les éléments de la bile.

Première analyse. 3 gr.,87 d'urée pour 1.000 de sang.
Deuxième   — . 3 ,21   —
Troisième   — . 2 ,10   —

Deux analyses de sang :

	1re analyse.	2e analyse.
Globules secs.........	114 gr.,70	103 gr.,30
Fibrine.............	2 ,20	1 ,82
Albumine.	65 ,10	77 ,31
Graisse............	4 ,80	3 ,98
Matières extractives.	8 ,10	9 ,03
— salines.....	7 ,40	7 ,21
Eau..............	797 ,70	797 ,45
	1,000 gr.,00	1,000 gr.,00

Foie. — Sa couleur m'a paru toujours jaune, mais la teinte est variable ; d'ailleurs, elle peut varier dans les différentes parties. Le foie quelques heures après la mort, avait une réaction acide due à de l'acide lactique et à une petite quantité d'acide urique. Au microscopé, on constate que le foie est infiltré de graisse et que le volume des cellules infiltrées augmente en même temps qu'elles se déforment. Il graisse le scalpel. Cette dégénérescence graisseuse est plus ou moins prononcée et paraît indépendante de la constitution du malade et de la durée de la maladie. Les trois analyses suivantes feront voir la proportion des différents éléments immédiats du foie :

	1ʳᵉ analyse.	2ᵉ analyse.	3ᵉ analyse.
Eau	748gr.,20	762gr.,35	» »
Graisses.............................	95 ,10	70 ,10	50gr..60
Cholestérine..........................	1 ,10	0 ,89	0 ,71
Matières extractives solubles dans l'eau.	77 ,12	69 ,03	» »
— dans l'alcool	28 »	33 ,12	» »
Tissus et substances insolubles........	28 ,43	30 ,30	» »
Albumine.	22 ,05	34 ,21	» »
	1,000 »	1,000 »	100 »
Glycogène.........................	1 ,05°/₀₀	1 ,23 °/₀₀	» »
Urée.................................	0 ,91°|°/₀	0 ,82 °/₀₀	0,60 ₀|₀₀₀

« *Reins.* — Les reins sont friables ; leur poids est plus grand qu'à l'état de santé. Cet organe, comme tous les autres, a subi la dégénérescence graisseuse. Les deux résultats suivants viennent surabondamment le prouver.

Première analyse.............. 7 gr.,80
Deuxième — .... 8 ,11

pour 100 de rein débarrassé de la capsule corticale qui l'enveloppe.

« De ces graisses, j'ai pu retirer, les deux fois, au moyen de l'alcool et de la cristallisation, de la cholestérine en quantité suffisante pour qu'il me fût facile de la déterminer par l'examen microscopique de ses cristaux et par le réactif de Schiff.

« *Urine : Quantité.* — La quantité d'urine émise pendant la vie est variable ; mais pendant la période d'état, toujours moins abondante qu'à l'état normal. Cette quantité diminue, mais d'une manière irrégulière, à mesure que la maladie s'aggrave, et fort souvent nous avons observé, pendant les douze dernières heures de la vie, une anurie complète.

« La quantité d'urine que l'on trouve dans la vessie après la mort est également très-variable ; cette quantité est toujours peu considérable.

« Les six premières autopsies nous donnent :

Première analyse..... 300 grammes d'urine.
Deuxième   —   25   —
Troisième   —   50   —
Quatrième   —   .... quelques grammes d'urine.
Cinquième   —   .... 60 gr. d'urine.
Sixième   —   50   —

« Enfin l'examen de l'albumine et de l'urée dans les urines de fièvre jaune viendra confirmer, comme nous le verrons plus bas, le dire suivant : « *Les urines sont d'autant plus rares qu'elles renferment plus d'albumine et moins d'urée.* »

« *Densité.* — La densité des urines ne m'a paru avoir aucune signification. Très-variable, sa moyenne fut d'environ 1,019. Une seule fois, j'ai constaté une densité considérable, 1,080 ; le cas avait été suivi d'une terminaison fatale. Je ne puis attribuer cette grande densité qu'à la quantité considérable de sédiments qui étaient en suspension dans le liquide et qui le rendaient boueux.

« Ces mêmes urines filtrées ne m'ont plus donné qu'une densité de 1,018. Elles contenaient 21 grammes pour 1,000 d'albumine ; je n'ai jamais observé cette grande densité que les médecins brésiliens disen_t avoir trouvée, au point qu'ils font la densité de l'u- rine amarile égale à 2,057.

« D'autre part, ils semblent attribuer cette forte densité à l'albumine ; ce qui est l'inverse de ce que tous les auteurs ont constaté. L'urine albumineuse a toujours au contraire une densité assez faible, relati- vement surtout à la quantité souvent considérable de matière protéique qu'elle renferme. L'auteur qui a rapporté le dire des médecins brésiliens s'est-il assuré que l'instrument de ces praticiens présentait la même graduation que notre uro-densimètre ?

« *Réaction.* — La réaction de l'urine toujours acide le devient souvent davantage après une exposition à l'air plus ou moins prolongée, en même temps qu'elle laisse déposer des cristaux d'acide urique. Dans les nombreux essais que j'ai faits, j'ai toujours constaté que :

1° *L'acidité est plus grande qu'à l'état normal ;*

2° *Aussi prononcée dans les urines du jour que de la nuit ;*

3° *Indépendante de l'état du malade, mais semblant augmenter à mesure que l'urine diminue.*

« Cette réaction acide est due aux urates acides et à l'acide lactique. Les urines que l'on retire de la ves- sie après la mort présentent également toujours la réaction acide.

« *Odeur.* — *Consistance.* — Normales.

« *Aspect.* — L'urine, généralement claire au moment de son émission, se conserve souvent ainsi sans don- ner aucun sédiment sensible. Mais fréquemmen

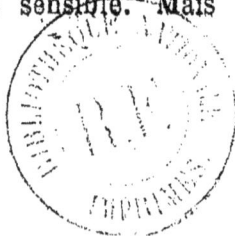

3

aussi elle se trouble au bout de quelques instants et donne lieu à un dépôt qui ne fut jamais considérable. Une seule fois il fut très-abondant (cas de l'urine à densité 1,080, cité article : Densité). Au bout de 12 heures de repos, il occupait :

Le deuxième jour de la maladie. $1/6^e$ du volume.
Le troisième   —   , $1/8^e$ —
Le quatrième   —   , $1/9^e$ —

« *Dépôts*. — L'examen chimique et microscopique m'a fait voir que le dépôt qui se formait dans les urines était composé principalement de :

1° Urates.
2° Acide urique d'autant plus abondant que le dépôt est plus ancien.
3° Tubes urinifères.
4° Cellules épithéliales du rein augmentées de volume.
5° Cellules épithéliales de la vessie.
6° Globules sanguins plus ou moins déformés. Trois fois.
7° Matières colorantes.

> contenant souvent quelques gouttelettes huileuses.

« Ce dépôt, lorsqu'il existait, augmentait principalement à la fin de la première période et diminuait à la seconde.

« *Couleur*. — La couleur des urines varie énormément. Le jaune paille, le jaune ambré, le jaune d'or, le jaune orangé, le jaune rougeâtre, le rouge et le brun peuvent s'y rencontrer. Dans les cas légers, la couleur fut claire (du jaune paille au jaune orangé) et s'est conservée ainsi pendant toute la durée de la maladie. Mais dans les cas graves, l'urine, souvent très-claire, et comme décolorée au commencement, se fonce toujours dans la suite et paraît très-souvent indépendante de la quantité d'urine émise.

« *Matières organiques* : *Urée*. — Le principe le plus

important de l'urine, l'urée, diminue considérablement. La quantité éléminée marche en raison inverse du progrès du mal. C'est ainsi que si, dans nos
observations uréométriques, nous prenons celle où
la courbe descendante est la plus marquée, nous trouvons, pour les urines de 24 heures :

	Urée.	Quantité d'urine en 24 heures.
Le deuxième jour de la maladie.	8 gr.10	480 gr.
Le troisième — ...	3 ,25	350 —
Le quatrième — ...	2 ,09	260 —
Le cinquième — ...	1 ,01	180 —
Le sixième — ...	0 ,38	80 —
Six heures après la mort...	0 ,09	25 —

« Si, au lieu d'un cas suivi de mort, nous prenons
au contraire un cas où il y a une guérison, nous trouvons 12 grammes d'urée, le second jour de la maladie. Cette quantité diminue jusqu'au sixième jour où
elle atteint 1 gr.,11. La convalescence s'établissant
alors, la quantité d'urée augmente dès le septième
jour où nous trouvons 1 gr.,98 et continue à suivre
une courbe ascendante jusqu'à la guérison. Le malade
sort de l'hôpital 16 jours après son entrée, la quantité d'urée est alors de 21 grammes et la quantité
d'urine de 1,090 grammes. Mais si elle disparaît des
urines, elle s'accumule, ainsi que nous l'avons vu,
dans le sang avec la plupart des matières extractives.

« *Sang.* — Trois fois seulement nous avons constaté
pendant la deuxième période la présence du sang dans
les urines. Les malades qui ont présenté ce caractère
étaient atteints d'une fièvre moyenne et ont guéri.

« *Matières colorantes.* — Dans les urines de fièvre
jaune, l'uroxanthine de Heller augmente. Toutes les

fois que nous avons eu affaire à un cas grave et surtout mortel, l'uroxanthine augmentait d'une manière considérable et proportionnellement à l'aggravation de la maladie. Quelquefois la quantité était suffisamment grande pour colorer en rose l'albumine précipitée. Je crois pouvoir dire que lorsque l'uroxanthine augmente considérablement et surtout lorsque l'albumine précipitée est colorée en rose par cette substance, on a affaire à un cas très-grave.

« Il importe toutefois de ne point confondre la coloration dont nous parlons, avec la teinte que peut donner la bile

« *Bile.* — Les matériaux de la bile, surtout les matières colorantes, rarement les acides biliaires, se sont rencontrés dans les urines. Et nous n'avons pas eu un seul cas suivi de mort qui ne nous ait donné pendant la dernière période une quantité de bile souvent considérable : quantité qui allait continuellement en augmentant. La bile a été rencontrée également dans des cas non mortels ; mais toujours dans les cas graves, jamais dans les cas légers.

« *Glucose : Inosite.* — Nous n'avons jamais trouvé de glucose ni d'inosite dans ce liquide.

« *Albumine.* — L'époque à laquelle apparaît l'albumine dépend beaucoup de la gravité du mal. Elle se montre d'autant plus vite que le malade est plus fortement atteint ; apparaissant quelquefois dès le premier jour, on constatait généralement sa présence dès le deuxième jour (procédé $C^2H^4O^2$ et chaleur).

« *Matières minérales : Chlorures.* — Le chlore diminue très-notablement dans les urines de la fièvre jaune ; cette diminution augmente lorsque la maladie s'aggrave, et sa disparition constitue un mauvais signe.

« La réapparition des chlorures indique, au contraire, le moment de la défervescence, et leur augmentation continue pendant la convalescence.

« *Vomissements : Vomissement noir.* — Le vomissement caractéristique est formé de deux parties, une liquide et une solide. Cette dernière se dépose par le repos, formant un magma ayant l'aspect d'un marc de café ou de la suie. Sur les petites masses mélaniques qui lui donnent cette apparence, et surtout dans leur partie centrale, on reconnaît, au microscope, des globules sanguins déchiquetés et des granulations irrégulières nageant dans un liquide muqueux d'odeur aigre et que coagule la chaleur. L'abondance du dépôt est très-variable ; en effet, si l'on filtre les matières vomies, le filtre retient de 5 à 12 grammes pour 100 de matières insolubles.

« La partie liquide qui surnage le dépôt, ou qui provient du filtrage du vomissement, est incolore, muqueuse, d'une odeur nauséeuse.

« La quantité de matières dissoutes dans ce liquide varie beaucoup, ainsi qu'on peut en juger par les chiffres suivants :

Matières insolubles..............		9gr.,12	10gr.,80	8gr.,12	
— solubles. {	organiques...	1 ,30	2 .01	0 ,98	
	inorganiques.	6 ,80	8 ,70	7 ,61	
Albumine		traces	8 .41	traces	
Urée.......................		1gr.,101	0 285	0gr.,172	10gr.,221

« Ces quelques dosages ont été faits sur les premiers vomissements.

« Le contenu de l'estomac m'a donné, six heures après la mort, 0gr.,082 d'urée.

« Par suite de l'emploi fréquent que l'on fait aux Antilles de la casse comme purgatif dans la fièvre jaune, il arrive souvent que les vomissements qui surviennent quelque temps après l'administration de ce médicament présentent l'aspect du vomissement caractéristique.

« Mais, si l'œil est embarrassé pour les distinguer l'un de l'autre, les essais suivants feront reconnaître immédiatement le vomissement de casse :

1º La matière noire, agitée avec la teinture de gaïac et l'essence de térébenthine ozonisée, ne donne pas la couleur bleue caractéristique ;

2º Cette même matière, chauffée avec quelques gouttes d'acide acétique, ne donne, pas lorsqu'on l'examine au microscope, de cristaux d'hémine ; mais il se forme une grande quantité de cristaux en forme de feuilles de fougère, qui s'agglomèrent entre eux et sont souvent en assez grand nombre pour occuper tout le champ du microscope. On les retrouve de même si, au lieu du produit des vomissements, on se sert de deux gouttes de décocté de casse. Ce caractère étant constant, il sera toujours facile de reconnaître en quelques instants, non-seulement qu'on n'a pas affaire à un vomissement noir, mais encore à un vomissement coloré par la pulpe de casse.

« Quant au vomissement présentant des débris noirâtres dus au café, il se reconnaîtra facilement, car il ne présente aucun des caractères des deux vomissements précédents. »

Je pense que ces preuves toutes récentes de la présence de l'urée dans le sang est un fait établi et cependant malgré les analyses de M. Cunisset qui nie sa présence dans le sang, j'adopte son opinion sur l'étiologie de la fièvre jaune, lorsqu'il suppose l'effet d'un ferment dont l'action commence par se faire sentir sur les organes d'hématopoïèse et de dé-

püration, ceux-ci altérés dans leurs fonctions se-
raient la cause de l'altération consécutive du sang.
Ainsi nous ne dirons pas avec M. Nielly, dans son
excellente petite encyclopédie des affections exotiques,
que la fièvre jaune ne tue pas par la présence dans
le sang des pigments ou des sels biliaires, de l'urée,
de la cholestérine ou de carbonate d'ammoniaque,
attendu que rien ne vient infirmer ce que nous avons
avancé comme étiologie de la fièvre jaune ; pour
nous, cette pyréxie, très-grave par sa léthalité sur les
Européens transportés dans les régions intertropicales peut paraître spontanément, toujours dans ce
cas sur le littoral des terres ; son apparition a lieu
sous l'influence d'un principe toxique atmosphérique dont l'effet premier est de produire sur des
appareils sains un état spasmodique qui arrête en
voie de fonctionnement les organes d'europoïèse de
cholopoïèse et probablement la formation du suc pancréatique, ce qui, laissant virtuellement dans le sang
l'urée et les éléments du fluide biliaires, explique
l'acholie spasmodique d'autant plus grave qu'elle a été
de plus longue durée ; de plus l'état varié pathologique mais constant des reins, donnant lieu à la diminution de l'épuration rénale (1), dans la seconde

(1) En effet, en étudiant constamment les faits de l'intoxication
du sang par l'urée, l'acide urique et de son dérivé le carbonate
d'ammoniaque, j'ai dû agrandir le champ de mes investigations, et
comme il a été trouvé de l'urée dans le vomito, je puis avancer que
les vomissements de la première période sont encore ici un effort
éliminateur de l'élément toxique qui devait être rendu par les reins
et éliminé par l'estomac, devenu le véritable émonctoire lors de
l'insuffisance des fonctions rénales, voilà donc à mon point de vue
la première période de la fièvre jaune expliquée. On m'objectera
que souvent dans la fièvre jaune l'urine peut être longue et cepen-

période, a comme conséquence la présence de l'urée dans le sang, altérant les globules. Enfin qu'on me permette avec timidité d'avancer qu'il existe peut-être en même temps une suspension ou une altération du fluide pancréatique qui pourrait expliquer la dégénérescence graisseuse observée ou plutôt un dépôt de matières graisseuses, en m'appuyant sur ce que disait M. Balzer, le 14 janvier à l'Académie : l'état graisseux du foie, dans l'ictère grave, affection dont la parenté avec la fièvre jaune est indéniable, n'est pas de la graisse, qu'elle ne répond à aucune des réactions du tissu adipeux, il vrai que pour lui il n'y voit qu'un microbe.

Oserais-je maintenant dire que cet ensemble pathologique, ce véritable enchaînement fatal de troubles fonctionnels et d'altérations de fonctions donne une explication satisfaisante de la fièvre jaune ?

Citons maintenant Alvarenga, comme étant, sinon en communauté d'idées sur ce point, du moins exprimant un doute sur l'état graisseux du foie.

Je sens qu'il me serait prudent de ne pas sortir par une simple hypothèse des données de la science, et de dire avec Alvarenga, page 66 : « Chez les victimes de la fièvre jaune, les nucléoles et les granulations hépatiques disparaissent et sont remplacées par des gouttes graisseuses. » Mais ici Alvarenga se

dant la maladie marche et conduit à la mort. Je puis affirmer que dans ces cas peu nombreux l'urée a manqué à l'analyse ou a été trouvée en quantité minime ; de plus dans ces observations les vomissements ont suffi pour expulser en partie du sang l'élément toxique. Il y a encore une circonstance où l'on trouve beaucoup d'urine dans la vessie, c'est à la fin des épidémies, parce qu'alors la mort arrive moins promptement et que la sécrétion urinaire est rétablie. La mort est due souvent à une maladie intercurrente.

demande si les nucléoles et les granulations se sont converties en graisse ou si elles ont été absorbées ?

Toujours est-il qu'après trois jours seulement, il a trouvé la dégénérescence graisseuse, fait qui peut-être s'expliquerait mieux en pensant que cette graisse non émulsionnée arriverait au foie par absorption et agirait hostilement sur les cellules hépatiques. J'ajouterai que Créveaux a trouvé l'état graisseux dans bien des organes, et semble implicitement partager mon opinion comme infiltration ou dépôt de matières graisseuses.

Avec l'acholie comme premier effet de l'élément toxique, il est impossible d'expliquer les deux ictères de M. Vel ou du moins le premier qui pour lui est simplement hématique ; quant au second, il contient les éléments de la bile qui pour nous préformés dans le sang ne me permettent pas de croire à la doctrine de l'hémaphéïsme de Gubler ou aux faux ictères dus à l'hémaphéïsme, matière colorante du sang dérivée de l'hémoglobine, qui, en traversant les vaisseaux capillaires se répandrait dans les tissus. Ce qui peut donner une certaine valeur à la théorie de Gubler, c'est que l'hémaphéïsme altère les globules en liquéfiant le sang ; mais le plus grand nombre d'observateurs pensant que les éléments colorés de la bile existent dans le sang des ictériques, nous croyons devoir y souscrire de plus lorsqu'il y a acholie, la gravité primitive est évidente, et cliniquement, ostensible, comme preuve, c'est que la fièvre ictérohémorrhagique offre toujours une léthalité moins grande que la fièvre jaune, par cela même que la suspension de l'écoulement bileux ne s'observe pas, ce qui pour nous s'explique par l'absence d'acholie spasmodique qui ouvre la scène morbide dans la fièvre jaune et produit la choléhémie ou ictère bilieux.

4

La fièvre jaune n'est pas, à notre avis, une maladie du foie, ni du canal gastro-intestinal, ni des poumons, ni de la rate, ni des reins, ni d'aucun autre viscère en particulier. Ils sont simplement les intermédiaires par lesquels se révèle la maladie ; leurs altérations n'en sont que la manifestation locale, effet d'une cause générale. La fièvre jaune est une maladie de toute l'économie dans laquelle les systômes nerveux et sanguin sont peut-être les premiers affectés. On découvre dans ce mal tous les caractères des affections *totius substantiœ*, qui offrent le plus souvent à l'observation des phénomènes dépendant d'une viciation du sang ou d'une grave perturbation du système nerveux. Le foie, profondément modifié dans sa structure, dans ses éléments fondamentaux, n'influe peut-être pas autant sur l'organisme par la perversion ou l'abolition de la sécrétion biliaire qu'en sa qualité d'organe d'hématose, n'imprimant plus une élaboration convenable au sang, qui devient alors plus apte aux hémorrhagies. Mais cette cause de la gravité des symptômes, de la malignité de la maladie, *manet alta mente repostum.*

Comme simple réflexion, disons que le foie a deux sécrétions, celle du fluide biliaire, que C. Bernard appelle externe, et celle du sucre qu'il appelle interne, présentent deux espèces de matières sucrées : glycose et sucre de canne. Si nous supposons maintenant un arrêt dans la formation de ces deux sécrétions, ne peut-on pas, en effet, prévoir une hématose très-incomplète. Ici, comme partout dans les recherches étiologiques de la fièvre jaune, la chimie seule peut arriver au but désiré, et quand on songe que par simple catalyse, deux éléments sans action toxique dans l'économie, causent un empoisonnement par leur contact (1); on peut se faire une idée des causes fréquentes d'intoxication dues à des combinaisons infinies, naissant dans les maladies par des éléments en plus ou en moins.

Il serait désireux de savoir si la distillation d'une grande quantité de sang de personnes mortes promptement du typhus ictérode ne donnerait pas de l'acide cyanurique par décomposition des principes amidés, alors tout s'expliquerait par un empoisonnement. Que Messieurs les chimistes veuillent bien ne voir malgré mes hérésies probables qu'un désir, celui d'arriver à faire que de simples hypothèses deviennent des réalités pouvant diminuer la mortalité par une thérapeutique raisonnée, attendu que jusqu'ici on se borne à ne faire que la médecine des symptômes.

Pour nous, et disons-le par anticipation sur la seconde partie de cette notice, la cause première, nous ne saurions trop le répéter, est atmosphérique, conduisant à la rétention d'aliments toxiques, ce qui fait que nous adoptons entièrement les conclusions de M. Hervieux.

Dans un milieu saturé par un principe infectieux quelconque, tous les sujets habitant ce milieu subissent l'imprégnation, laquelle se traduit, suivant le degré de réception de chacun, par un état morbide aussi variable dans son intensité que dans ses manifestations.

L'aptitude à contracter la maladie infectieuse peut être contrebalancée par la puissance *éliminatrice*, *l'organisme* par l'aptitude plus ou moins développée que

---

(1) EXEMPLE : Emulsine et amigdaline avec, il est vrai, intervention de l'eau.

possède ce dernier à expulser le principe morbifique
par diverses voies.

Les exemples qui nous sont fournis, soit par l'expé-
rimentation, soit par la clinique de l'élimination
d'un principe toxique à travers une voie quelconque,
voie intestinale, voie respiratoire, voie cutanée, voie
urinaire, *sont autant d'indications qui doivent diriger
le praticien dans le traitement des maladies toxiques ou
virulentes.* Sans stéréotyper un *modus faciendi* d'élimination, ne pouvons-nous pas dire que nous sommes
restés conséquents avec nous-mêmes ?

Qu'il me soit permis, maintenant, de transcrire *in
extenso* un passage de la notice de M. Gautier sur l'existence des ptomaïnes dans les produits de la désassimilation normale des tissus marchant parallèlement avec
mes recherches sur l'urée. « D'abord nous savons qu'à
« l'état normal on trouve dans quelques-unes de nos
« sécrétions, une certaine quantité de bases alcalines,
« l'ammoniaque et les sels ammoniacaux. La trimé-
« thylamine, la créatine, et peut être de la créati-
« nine, que l'on peut extraire des urines, de la bile,
« etc., qui sont de véritables alcalis que l'on peut ex-
« traire du suc musculaire des urines de la bile. »

La plupart de ces alcaloïdes, il est vrai, ne sont
pas vénéneux ou ne sont que peu toxiques ; toutefois,
il résulte des expériences de Meissner, de Paris, etc.,
que la créatinine, même à assez faible dose, injectée
sous la peau, produit des phénomènes d'abattement
et d'accidents anémiques qui peuvent entraîner la
mort.

« Mais l'économie, dit M. Gautier, produit norma-
« lement des substances toxiques alcaloïdiques, in-

« finiment plus toxiques encore (1). D'après les re-
« cherches de mon préparateur, dit M. Gautier, M. le
« docteur G. Pouchet (2), on peut retirer des urines
« normales, par une méthode exposée dans sa thèse
« inaugurale un alcaloïde fixe, oxidable, à chloroau-
« rate et chloroplatinate bien cristallisés et déliques-
« cents, à chlorhydrate neutre et cristallisé, alca-
« loïdes d'une énergie toxique considérable, stupé-
« fiant tétanisant et tuant les animaux à bref délai
« avec le cœur en systole (fait que j'ai observé fré-
« quemment dans les autopsies de personnes mortes
« de la fièvre jaune).

« Rappelons-nous les propriétés caractéristiques
« des ptomaïnes de la putréfaction ; ce sont des al-
« calis très-oxidables à chloroaurates et chloroplati-
« nates, tantôt soluble et tantôt insoluble, toxique
« le plus souvent, ralentissant la respiration, produi-
« sant la stupeur à laquelle succèdent bientôt les
« mouvements tétaniques et la mort avec le cœur
« en systole.

« Cette parité de caractères m'a permis de classer
« l'alcaloïde des urines, de M. G. Pouchet, parmi les
« ptomaïnes. J'ajoute que, sur cette substance, j'ai
« reconnu les principales propriétés chimiques ré-
« ductrices des ptomaïnes, entre autre celle de don-
« ner immédiatement du bleu de Prusse, lorsqu'on
« la traite successivement par le ferricyanure de po-
« tassium et de perchlorure de fer.

(1) On sait combien est redoutable l'action des acides biliaires,
ou des amides introduits dans le sang, ce qui ressort des études
étiologiques sur les ictères.

(2) Contribution à l'étude des matières extractives de l'urine,
Paris, 1881.

« L'alcaloïde précédent est accompagné dans les
« urines normales de substances azotées incristalli-
« sables paraissant appartenir à la classe des amides
« (si rapproché des bases organiques proprement
« dites), ne précipitant que par le tannin et le réac-
« tif de Nessler, quoique n'étant pas douées de pro-
« priétés franchement basiques. Ces substances, pla-
« cées évidemment sur la limite des corps alcaloï-
« diques, jouissent de propriétés très-vénéneuses,
« analogues à celles de la base précédente, ainsi
« que l'a reconnu M Bochefontaine. *On ne saurait*
« *douter que ces matières extractives, lorsqu'elles sont*
« *imparfaitement éliminées par les reins et s'accumulant*
« *dans le sang, ne déterminent une série d'accidents*
« *pathologiques et en particulier ce qu'on remarque à*
« *un haut degré dans l'urémie.*

« Chose remarquable, la composition centésimale
« de cette substance extractive se confond presque
« avec celle du venin de cobra capello, et avec celle
« du ferment pancréatique analysé par Huffner et
« extrait de la glande par la glycérine. »

Je viens placer ici une note de M. Corre, extraite
d'un mémoire en cours de publication sur la nature
de l'agent amaril, qui expose les expériences faites par
mon savant collègue et que j'ai dû suivre avec intérêt.

Il importe, dans les expériences d'inoculation, de
ne pas confondre les symptômes d'intoxication qui
peuvent se produire sous l'action de principes *nés de
l'organisme malade*, avec les symptômes qui dérivent
immédiatement de l'action d'un infectieux spécifique.

Sous l'action de l'infectieux amaril, nous pensons
que les tissus engendrent diverses matières isolé-
ment susceptibles de déterminer, à leur tour, l'in-

toxication d'un organisme sain ou déjà malade ; tantôt ces matières sont l'urée, la créatine, la créatinine qu'on trouve accumulées dans le sang, à proportion anormale (Chassaniol, Decoreis), tantôt des ptomaïnes encore inconnus, mais que la science isolera certainement un jour.

Nous croyons même que l'influence et un infectieux quelconque ne traduit pas seulement son action par la sollicitation des tissus vivants à former des agents particuliers de désassimilation, doués de propriétés toxiques, mais qu'elle modifie à ce point la substance organique que le cadavre lui-même peut engendrer ces produits de décomposition spéciaux.

Les faits suivants sont à méditer au point de vue que nous signalons.

M. Chassaniol ayant rapporté du Sénégal une cinquantaine de grammes de matière noire (vomito) et une quantité à peu près égale de sang qui provenaient de malades atteints de fièvre jaune, M. Lapeyrère, pharmacien de 1re classe de la marine, voulut bien, sur notre demande, accepter de rechercher les ptomaïnes qui pourraient exister en ces produits.

Au débouché du flacon qui renfermait la matière noire, quatre personnes présentes dans le laboratoire d'expérience furent diversement impressionnées; trois en furent quittes pour de la céphalalgie, quelques envies de vomir ou de la diarrhée; mais M. Lapeyrère éprouva une céphalalgie très-intense, un sentiment de crisenent général, un écoulement de quelques gouttes de sang par le nez, une suppression des urines pendant 48 heures, des envies de vomir, de la diarrhée, la perte de l'appétit, etc., il ne vit cet état disparaître qu'après l'emploi d'un vomitif et une éruption furonculeuse d'ailleurs discrète.

Il y avait bien là un empoisonnement sceptique.

Mais nous allons voir des phénomènes certaine-ment différents de l'empoisonnement sceptique, tel qu'on l'observe ordinairement sur les animaux, à la suite de l'innoculation d'une ptomaïne extraite de la matière noire du vomito.

M. Lapeyrère a retiré des matières précitées, six ptomaïnes particulières, trois du sang et trois du vomito. Nous n'avons pu expérimenter avec M. Chassaniol qu'une des ptomaïnes du sang, qui nous a donné des résultats négatifs et une du vomito qui a déterminé la mort d'une chatte et d'un lapin.

Le lapin, inoculé le 2 janvier, est mort le 13. Il n'a présenté d'autre symptôme appréciable qu'un affaisse-ment progressif ; l'animal était triste, il se tenait im-mobile dans les coins de sa cage, ne mangeait guère, et s'amaigrissait rapidement ; le 13, il était réduit à un état de maigreur excessive, ses pupilles étaient si dilatées, et à l'autopsie nous trouvions : une injection légère des méninges encéphatiques, quelque pointillé de la substance cérébrale, une injection très-pronon-cée de la muqueuse de l'intestin grêle, un état hypé-rémique et de diffluence du foie des plus manifestes ; pas de psorentérie, aucune altération appréciable de la rate, des reins, des poumons.

La chatte a succombé après avoir mangé une gre-nouille que nous avions inoculée. L'animal devenait souffrant le soir même du jour où il s'était livré à ce repas malencontreux (le 2 janvier) ; il ne tarda pas à maigrir, à perdre toute appétence, puis à demeurer inerte et couché sur le flanc ; il eut quelques envies de vomir, ses pupilles étaient dilatées, mais il ne pré-senta pas de convulsions. Le 10, il s'éteignait douce-ment, et nous constations chez lui les lésions suivan-

tes : injection des méninges et de la substance cérébrale très-prononcée ; muqueuse duodénale très-in-
jectée ; estomac rempli de bile, foie volumineux, d'un
rouge lie de vin foncé, mou ; pas de psorenterie, rien
à la rate, aux reins, aux poumons.

Il n'est pas besoin de faire remarquer qu'il ne pouvait s'agir d'un état typhique amaril ; mais il nous
semble qu'il ne s'agit pas non plus d'un empoisonnement typhique ordinaire, et que de pareils faits ne
peuvent s'interprêter que par la fermeture d'agents
chimiques particuliers, aux dépens de matière organique, sous l'action primitive d'une infection spécifique.

Brest, 15 janvier 1882.

D. A. CORRE.

Pendant la dernière épidémie qui a frappé le Sénégal, j'ai trouvé dans les autopsies que je faisais
une hypertrophie constante remarquable du pancréas. Cet état pathologique va être étudié histolo-
giquement par notre jeune et savant confrère, M. le
docteur Corre, médecin de 1re classe. — Du reste, je
trouve dans l'ouvrage intitulé : *Etudes des maladies
du Pancréas,* par Anselet, que dans les grandes into-
xications miasmatiques : Rougeole, variole, fièvre
typhoïde, fièvre jaune, scorbut, intoxication palu-
déenne, peste, rage, etc., cet organe a été trouvé diversement modifié.

Je pense donc qu'il serait désirable que l'ouvrage
peu connu d'Anselet, se trouvât dans toutes les bi-
bliothèques des colonies, et j'ai l'espoir que M. l'Inspecteur général du service de santé regardera comme

5

important ce que je viens de signaler, attendu que le diagnostic des affections du pancréas est très-obscur et ses maladies plus communes peut-être qu'on ne le suppose.

Comme preuve, je dirai qu'à l'autopsie de M. X..., ancien médecin en chef, mort dans le marasme sans qu'il fût possible de diagnostiquer l'affection du pancréas, je trouvai une hypertrophie de l'organe, et d'après l'observation histologique de M. Corre, M. X... aurait succombé à une affection comparable à la cirrhose du foie. Cependant, ayant pendant la vie interrogé tous les organes de l'abdomen, j'ai dû, par exclusion, et aussi par des symptômes à peu près constants, tels que stéarrhée, c'est-à-dire avec selles grasses non altérées, marasme, dyspepsie duodénale symptomatique, avoir de grandes présomptions d'une affection du pancréas, ce qui me fit annoncer quelques instants avant l'autopsie à mon jeune et distingué confrère, M. Chalmet, qui croyait à une leucocythémie, qui n'est souvent qu'un syndrôme, que le pancréas pourrait bien être le seul organe malade bien qu'aucun relief ne nous le fît soupçonner.

Je crois également que des recherches ou études chimiques du suc pancréatique pourraient conduire peut-être à la découverte du microbe supposé du typhus ictérode ou des ptomaïnes.

Qu'il me soit permis de rappeler les propriétés chimiques de sa sécrétion, alors nous verrons combien l'altération de cet organe peut avoir une grande importance dans les causes étiologiques de la fièvre jaune.

Ainsi, 1º les fonctions du pancréas étant, normalement, d'acidifier rapidement les graisses neutres ; 2º de transformer l'amidon en sucre ; 3º enfin, de ne

communiquer aucune viscosité à l'eau dans laquelle
on le laisse macérer, font que les propriétés chimiques du pancréas se différencient des glandes salivaires. — Pour Sappey, les propriétés de cette glande
se rapprochent de celles du foie ; d'un autre côté,
nous trouvons dans le même auteur que le suc pancréatique s'altère avec une extrême rapidité pendant
les grandes chaleurs de l'été ; cette altération a lieu
quelquefois en quelques minutes : de visqueux qu'il
était, il devient alors fluide, il perd une partie de sa
transparence, acquiert une odeur nauséabonde, puis
une odeur putride des plus repoussantes.

Enfin, Claude Bernard dit dans son mémoire publié
en 1848 : « Ce suc altéré laisse précipiter des cristaux
d'une forme particulière. Des recherches sur ce fait
devraient être entreprises, attendu que ces cristaux
sont peut-être des ptomaïnes. »

Toutes ces altérations qui se manifestent lorsque le
suc pancréatique normal est abandonné à l'air libre
peuvent se produire aussi sur l'animal vivant lorsque
la sécrétion du liquide s'opère au milieu de conditions morbides ; il est vrai de dire cependant qu'alors ces altérations sont les conséquences de l'opération qu'on a dû faire pour se procurer du suc pancréatique. Sappey suppose que cette sécrétion qui agit
à la fois sur les aliments amylacés, azotés, et les aliments gras se trouvant altérés, il doit en résulter des
conséquences graves, et j'engage donc mes confrères
à rechercher et à faire l'analyse du suc pancréatique
dans les cas mortels de la fièvre jaune.

On trouve dans Griesinger un point dans l'étiologie
de la fièvre jaune qu'il est difficile d'expliquer. Ainsi,
nous voyons que dans les régions des mers du sud
intertropicales de l'Amérique, la fièvre jaune ne paraît qu'accidentellement, et encore le doit-on à la

rapidité des traversées, car son apparition dans ces lieux date de cette époque, pendant que dans la région des Indes occidentales, elle existe constamment soit à l'état épidémique, soit à l'état sporadique.

Malgré ce qu'il peut y avoir de parodoxal dans ce que je vais avancer, et que j'écrivais de Saint-Louis à M. l'Inspecteur général du service de santé, je crois devoir consigner cependant cette singulière observation, que sur les côtes de l'Océan atlantique qui sont parcourues et baignées par les courants du Gulf-Stream, nous voyons constamment la fièvre ictérodé, pendant que nous savons que Portandic et l'île d'Arguin sont toujours restés indemne du fléau. Sur ces points, il existe encore des restes de vastes citernes.

Une autre particularité remarquable, c'est que ce lieu qui n'est pas baigné par les courants du Gulf-Stream doit sans doute avoir une température inférieuré, ce qui s'expliquerait par la présence à Portandic des pêcheurs de morue venant des îles du Cap-Vert. C'est en cherchant un lieu de préservation que j'ai cru devoir désigner Portandic, comme pouvant donner un jour, par des travaux nécessaires, la possibilité d'atteindre le fleuve sans passer par Saint-Louis qu'il faut considérer, hélas! comme devant présenter probablement tous les ans des cas sporadiques de fièvre jaune (1).

M. le gouverneur du Sénégal doit avoir dans les notes que je lui ai données, une lettre d'un habitant, M. Devès, qui ayant eu la complaisance de réunir des Maures habitués au trajet de ce point au fleuve,

---

(1) Dans un travail en cours de publication, le docteur Corre a mis en relief la corrélation singulière qui paraît exister entre la distribution des corrélarions du courant équatorial et le domaine géographique de l'amarylisme.

prouve, que d'après ceux-ci, ce trajet peut s'effectuer en quatre ou cinq jours à dos de chameaux, pour venir tomber à la hauteur de Richard-Toll. — Je pense que si on prend en considération ce que j'avance pour Portandic, une commission devrait partir de Richard-Toll, et se rendre sur ce point pour étudier la question, mais, je le répète, un sanatarium s'imposera avant longtemps.

Comme justification de cette demande, *c'est que des dépenses bien entendues, sont de véritables économies, dans cette occurrence, soit au point de vue humanitaire, soit au point de vue économique.* — Ainsi, admettez que ce moyen arrête ou diminue la mortalité, vous aurez en moins la dépense des nouvelles recrues, et quant au point de vue humanitaire, il serait seul qu'il devrait faire accepter ma proposition.

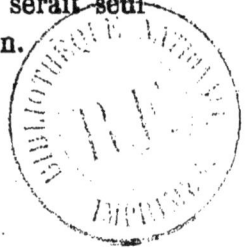

Brest, Typ.-Lith, Gadreau, rue de Siam, 99.